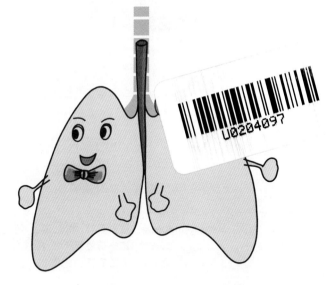

U0204097

小肺科普

肺癌手术康复手册

刘 燕 谭锋维 主编

人民卫生出版社
·北 京·

版权所有，侵权必究！

图书在版编目（CIP）数据

小肺科普：肺癌手术康复手册 / 刘燕，谭锋维主编
. —北京：人民卫生出版社，2024.5
ISBN 978-7-117-35750-0

Ⅰ.①小… Ⅱ.①刘… ②谭… Ⅲ.①肺癌—胸腔外
科手术—康复—手册 Ⅳ.①R734.209-62

中国国家版本馆CIP数据核字(2024)第007912号

人卫智网	www.ipmph.com	医学教育、学术、考试、健康、
		购书智慧智能综合服务平台
人卫官网	www.pmph.com	人卫官方资讯发布平台

小肺科普——肺癌手术康复手册
Xiao Fei Kepu——Fei'ai Shoushu Kangfu Shouce

主　　编：刘　燕　谭锋维
出版发行：人民卫生出版社（中继线 010-59780011）
地　　址：北京市朝阳区潘家园南里 19 号
邮　　编：100021
E - mail：pmph @ pmph.com
购书热线：010-59787592　010-59787584　010-65264830
印　　刷：北京顶佳世纪印刷有限公司
经　　销：新华书店
开　　本：787×1092　1/32　印张：3
字　　数：42 千字
版　　次：2024 年 5 月第 1 版
印　　次：2024 年 5 月第 1 次印刷
标准书号：ISBN 978-7-117-35750-0
定　　价：39.80 元

打击盗版举报电话：010-59787491　E-mail：WQ @ pmph.com
质量问题联系电话：010-59787234　E-mail：zhiliang @ pmph.com
数字融合服务电话：4001118166　　E-mail：zengzhi @ pmph.com

编 委 会

主　编　刘　燕　谭锋维

副主编　张　娜　郑　薇　刘　淼　任　娜

编　委（以姓氏笔画为序）

丁　婷　马凤艳　马紫薇　王名雨

王丽婷　王桂美　王梦迪　东啓真

田梦白　付　瑶　邢　奇　朱亚静

苏　莹　张　萌　张小艳　张欢欢

张秋菊　林雪莲　郑思宇　徐　华

高文博　展　畅　谭　敏

前 言

FOREWORD

目前,肺癌已经成为一种常见的恶性肿瘤,严重威胁着人们的身体健康。根据国家癌症中心发布的最新数据显示,我国每年新发癌症的病例数约 406.4 万例,其中,肺癌每年新发病例数为 82.8 万例,占比约 20.37%,发病率位居首位。

《健康中国行动——癌症防治行动实施方案(2023—2030 年)》指出,要促进癌症防治关口前移,倡导健康生活方式,普及健康知识,动员群众参与癌症防治。癌症的防治关系到健康中国战略的部署推进,亦与每一个普通个体的生活和幸福息息相关。在癌症防治的过程中,既需要有宏观视野和系统

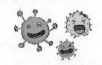

思维，也需要从个体着眼；既需要医学技术上的研究和专业领域的探索，也需要推进普通个体对癌症领域的知识科普，消除认识误区，推进癌症的早诊早治。

目前，针对肺癌相关的科普资料繁多。但是，如何将严肃的专业知识以创新的科普形式进行诠释和表达，不仅考验科普工作者的能力和水平，亦关乎科普工作的成效。本书以漫画作为表现形式，着力于以大众喜闻乐见的方式进行答疑解惑，少了照本宣科，多了春风化雨。让高深的专业知识"轻量化"，让肺癌防治前沿热点"大众化"，架起沟通公众与知识的桥梁。

科普不仅要有意思，更要有意义。创新的前提是守正，维护科普内容的专业性、真实性、可靠性，是开展一切科普活动的出发

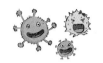

点。我们希望通过这份"小肺"科普，能够提高公众对肺癌的认知，引导人们正确面对肺癌、提高对肺癌手术护理的认识。本书涵盖了肺癌术前检查、术后康复等多方面的知识，从肺癌患者入院、手术、到出院康复等内容。本书的编写团队由多位从事肺癌诊疗、研究、护理工作的医学护理专家组成，他们结合多年的临床经验和新近研究成果，在科普话题选择、内容设计贴近群众需求的同时，严把肺癌防治科普质量关。

最后，我们衷心感谢所有参与本书编写、审稿和制作的专家、医护人员、出版机构的工作人员和所有关注、支持本书的社会各界人士，是他们的辛勤工作和严谨态度保证了本书的质量和权威性，正是有他们的辛勤付出才使本书得以顺利出版。我们相信，

这本书将会对广大读者在面对肺癌手术时
提供实质性的帮助。

刘　燕　谭锋维

2023 年隆冬于北京

目 录

CONTENTS

第二章　入院的那些事儿 • *31*

第一章

认识肺及肺癌

第一节 认识我们的肺

一、我们的肺到底长什么样子

肺位于胸腔内,它通过支气管、气管与外界相通。肺分为左肺和右肺(对应左、右主支气管),左肺分为上叶和下叶,右肺分为上叶、中叶和下叶。每个肺叶可以细分为若干个肺段支气管。肺段支气管继续分支,可以分化出众多细支气管,最终连接膨大成球囊状的肺泡。肺部共有数亿个肺泡,如果全部铺展开来,表面积有近100平方米。

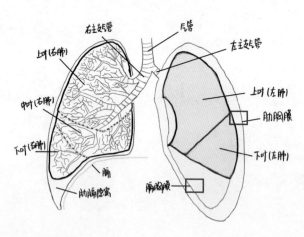

小肺科普——肺癌手术康复手册

二、肺脏功能知多少

1. 肺是人体重要的呼吸器官,主要功能是肺通气和肺换气。

2. 肺具有防御功能,即在摄取氧气、排出二氧化碳的同时,不让外界有害的气体与物质如细菌、病毒侵入、损伤人体。

3. 肺具有代谢功能,主要是代谢转化一些物质,起到降血压作用。

4. 肺具有免疫功能,如协同防御功能维持下呼吸道处于无菌状态。

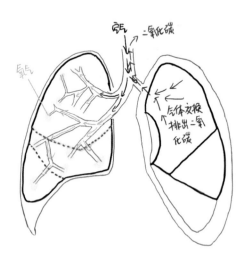

第二节　认识肺癌

一、肺癌是"头号杀手"吗

肺癌多数起源于支气管黏膜上皮,在致癌因素的作用下,导致细胞 DNA 产生不可逆的损害,继而引起上皮细胞的非典型增生,也称为原发性支气管肺癌。在我国,肺癌的发病率和死亡率在恶性肿瘤中均列第一位,目前,我国肺癌发病率每年增长20% 以上,肺癌防治刻不容缓。

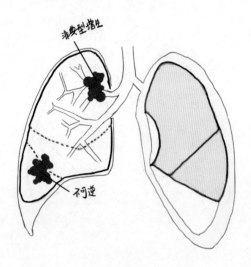

二、小心这些肺癌诱因，很多人都在中招

都说肺癌是一种被"气"出来的病，这个"气"不是生气的意思。它的高危因素主要有吸烟、厨房油烟、空气污染等。

1. 吸烟

吸烟产生的烟雾中含有数十种已知的致癌物，它们会被吸入肺内从而流动到全身。据统计，吸烟年龄越小，每天吸烟越多，烟龄越长的人，患肺癌风险就越高。

2. 厨房油烟

近几年我国女性肺癌发病率上升很快，可能与长期接触厨房油烟有关。食用油经过加热产生的油烟有很多致癌物。

3. 空气污染

如燃料燃烧产生的气体、工业废气或者汽车尾气等。

4. 室内装潢

装修材料中存在大量有毒气体，如甲醛、氨、苯、氡，其中氡是一种天然放射性气体，无色无味，吸入人体，第一个伤害的就是肺。

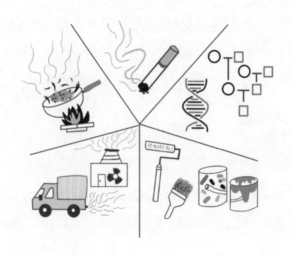

三、养成良好的生活习惯，跟肺癌说拜拜

我们要从多方面下手，预防肺癌的发生，需要养成良好的生活习惯、拒绝烟酒、健康饮食和适量运动。

1. 健康饮食

少吃煎炸、烟熏以及烧烤类的食物；均衡饮食，可增加新鲜蔬菜，特别是富含维生素 A、维生素 C、维生素 D 的黄绿色蔬菜及水果，如白菜、西蓝花、菠菜等。维生素 D 可以调节细胞生长分化，对原发性乳腺癌、肺癌、结肠癌、骨髓肿瘤细胞等均有抑制作用，鸡肝、蛋黄、鱼类、豆制品等均含有丰富的维生素 D。

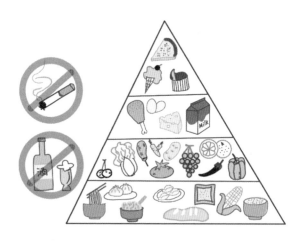

2.适量运动

体育锻炼可增加肺活量,增强免疫力。研究证实,经常参加体育锻炼的人,患肺癌的概率比不参加体育锻炼的人低很多。

避免长时间坐或躺,积极运动,以减少超重和肥胖的可能性,降低患癌风险。

运动方式和类型多种多样,可根据自己的体能选择合适的运动项目与强度。

(1)低等强度:如散步、做家务,可融入自己的日常生活中。

(2)中等强度:如快走、慢节奏的舞蹈等,推荐每周运动150分钟(一周5次,每次30分钟)。

（3）高等强度：如爬山、跑步等，推荐每周运动75分钟（一周3次，每次25分钟）。

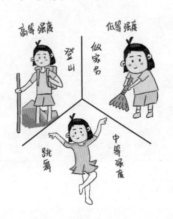

四、肺癌的种类有哪些

从组织学分类，肺癌可分为非小细胞肺癌和小细胞肺癌。

非小细胞肺癌包括鳞癌、腺癌、大细胞癌，占全部肺癌的85%。

小细胞癌占比较少，但是凶险程度更高。

五、不同类型的非小细胞肺癌有什么区别呢

腺癌是发病率最高的肺癌，以女性患者多见，与

吸烟关系不大,初期无明显症状,但早期即可发生转移。鳞癌与吸烟关系密切,多伴有咳嗽、咳痰、咯血等症状,较晚发生转移。大细胞癌较为罕见,早期无明显症状时即可发生转移。

六、莫让肺结变心结,肺结节不一定是肺癌

目前,CT被列为肺癌筛查的主要手段。当很多人得知自己长了肺结节时,就误以为离肺癌也不远了,进而产生恐惧、忧虑等消极情绪。

其实,大部分肺结节不是肺癌。根据美国国家肺癌筛查报告(2011年美国国家肺癌筛查试验)显示,CT检出的肺结节95%以上为良性,仅少数为恶性。但这并不代表确诊肺结节就可以掉以轻心,因为,肺结节本身存在恶变的可能。

关于肺结节,患者年龄越大、合并高危因素越多、结节直径越大、边缘越不规则,其恶变概率也就越大。所以,在发现小结节后,应第一时间到正规的医院就诊、咨询专业的医生,进行正规治疗或遵医嘱进行定期复查。

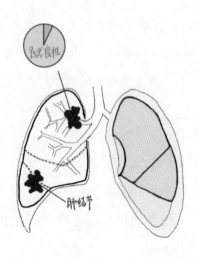

七、勤体检，早筛查，让肺结节无处可藏

患者通过体检发现患有肺结节时，大多数在之前没有自觉症状。因此，需要明确其是否为重点筛查对象。《肺结

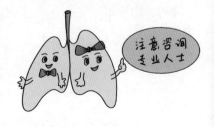

节诊治中国专家共识（2018 年版）》建议将我国肺癌高危人群定义为年龄 ≥ 40 岁且具有以下任意一种危险因素者：①吸烟 ≥ 400 支 / 年（或 20 包 / 年），或曾经吸烟 ≥ 400 支 / 年（或 20 包 / 年），戒烟时间 < 15 年；②有环境或高危职业暴露史（如石棉、铍、

氡等接触）；③合并慢性阻塞性肺疾病、弥漫性肺纤维化或既往有肺结核病史者；④既往罹患恶性肿瘤或有肺癌家族史，尤其有一级亲属家族史者。此外，还需考虑被动吸烟、烹饪油烟、空气污染等因素。因此，对于重点人群，应该每年进行筛查，实现早诊断、早治疗。

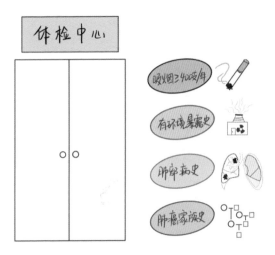

筛查肺结节常用手段主要有胸部 X 线片、低剂量螺旋 CT。但胸部 X 线片相对较扁平，易造成早期肺癌漏诊。低剂量螺旋 CT 是肺结节筛查的基本工具，具有简便、价廉、损伤少、灵敏度高、易普及等优点，可及时发现早期肺癌，进行合理诊断。

八、想让肺结节无所遁形，增强 CT 来帮您

CT 分为平扫 CT 和增强 CT 两种。平扫 CT 只能通过密度的差异辨别不同的组织，因此无法分辨邻近以及密度相似的组织。增强 CT 是在平扫的基础上，在注射造影剂后，对可疑组织进行重点检查。造影剂会随血液循环进一步到全身组织器官中，根据其不同密度显示特有的影像，从而区分病变性质，提高临床诊断率。

因此，如果肺结节比较小，平扫 CT 就可以获得足够的信息。如果结节较大，或者靠近血管难以区分，甚至有些患者伴有纵隔淋巴结肿大，就需要做增强 CT。

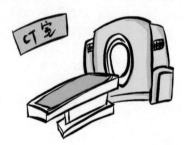

九、抽一管血就能确诊肺癌吗

肿瘤标志物是由肿瘤细胞所产生和分泌的一类物质。通过抽血进行肿瘤标志物的检测，可用于肿瘤的早期诊断、预后预测及疗效评价。与肺癌诊断最为相关的肿瘤标志物为癌胚抗原。

癌胚抗原是一种人类胚胎抗原特性的酸性糖蛋白，常用于术前肿瘤的普筛和肿瘤患者的病情检测，为广谱肿瘤标志物。非肿瘤疾病，如吸烟人群、心血管疾病人群等，也会存在癌胚抗原水平升高的现象。因此，癌胚抗原检测结果的升高并不代表肺结节为恶性，还需要结合肺结节的性质、患者的体格检查结果、肿瘤危险因素等进行判断。

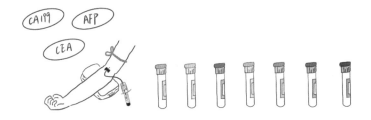

十、亲属有患肺癌，它到底传不传染

1.肺癌是否有传染性

肺癌不是传染病，没有传染性。跟肺癌患者讲

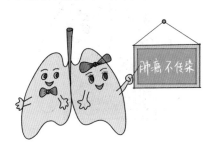

话、用餐、握手、游泳等是不会被传染的。

2. 家里有亲属患癌，其他人会得癌吗

患者家属在照顾患者的同时，往往担心自己是否也会患有癌症，这就时常引起家属和亲朋好友对健康和患癌风险的关注。

对于常见的癌症，如果是直系亲属患癌，其后辈因为与患者有一定的共同的遗传背景，患癌的概率会有所增加。但在癌症发病的过程中，生活习惯和环境因素起着更大的作用。因此，在亲属患癌后，家属一方面应该进行全面的防癌体检，另一方面要保持良好的生活习惯，多了解癌症预防的知识。癌症预防通用的原则有戒烟限酒、均衡饮食、保持合适的体重、心情愉快。

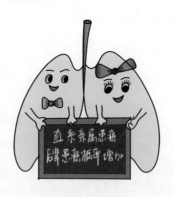

十一、咳嗽、痰中带血？切勿讳疾忌医

肺癌的症状多种多样，但没有一种症状是肺癌所特有的，其他的急、慢性肺部疾病都可以有相似的表现。大约有 1/3 的肺癌并没有症状，是在常规体检或因其他疾患检查时被发现的。

肺癌的症状、体征大致可以分以下四类：

1. 肺部相关的症状

包括慢性咳嗽、痰中带血或咯血、呼吸困难、反复发作的支气管炎或肺炎、胸痛、声音嘶哑等。

2. 肺癌引起的代谢及免疫功能紊乱

如手指和脚趾末端肥大，像鼓槌的前端一样，发生在手指称为杵状指，发生在脚趾就称为杵状趾。

有些患者由于某些激素水平的升高，而出现莫名其妙的低血钠、高血糖等；少数患者还可以出现肌肉无力、四肢不听使唤的症状，行走时尤其明显。

3. 肺癌转移引起的相关症状

如骨转移引起的疼痛，脑转移出现的头痛、头晕等。

4. 与肿瘤进展相关的症状

如明显消瘦、乏力、轻到中度的发热等。

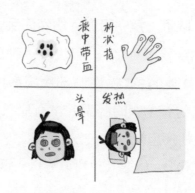

十二、查出肺癌怎么治

1. 手术治疗

手术治疗是治疗肺癌最有效的方法。患者能够做手术，就意味着有可能达到临床治愈的目的，甚至可以像正常人一样生活和工作。不过，肺癌患者

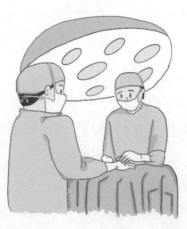

是否能够通过手术切除癌组织，还要看患者身体的总体情况以及癌组织的大小。

2. 化疗

化疗是一种使用率比较高的治疗方法，基本上所有的肺癌患者都可以进行化疗。化疗不但可以延缓患者的生存期，还可以预防癌症的复发和转移。

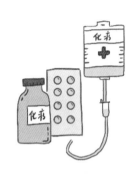

化疗药物包括口服化疗药物和静脉注射化疗药物，主要是利用化学药物杀死癌细胞，抑制癌细胞的生长，达到治疗肺癌的目的。

3. 放射治疗

放射治疗属于局部性的治疗手段，适合中期肺癌患者，尤其是没有发生远处转移，却不可以接受手术的患者。放射治疗包括根治性放疗和姑息性放疗，以及减震性放疗和预防性放疗。

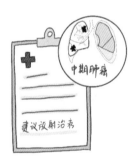

4.分子靶向治疗

分子靶向治疗虽然是一种新型的治疗方式，但在十几年之内有了突飞猛进的发展，这种治疗方法产生的毒副作用更小，而且用药非常方便，尤其适合不耐受放、化疗的肺癌患者。

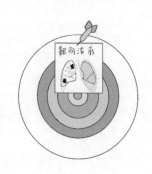

5.免疫治疗

免疫治疗是近几年才出现的一种新型治疗手段，主要是利用肺癌患者自身的免疫功能来抵抗癌细胞。

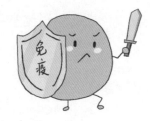

十三、肺癌能治好吗？听我和您说

肺癌根治是指患者的存活时间超过5年。但5年生存率是针对某一人群的概率，并不能预测某一个患者能活多长时间。比如Ⅰ期患者5年生存率约60%，Ⅱ期约30%，ⅢA期约15%，ⅢB期7%～8%，Ⅴ期小于2%。

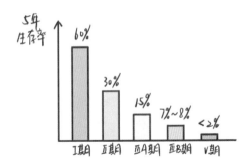

总体来讲,部分早期患者有治愈的机会,中、晚期的患者经过治疗可以使生存时间延长。随着新的治疗方法的出现,即使是晚期癌症,其治疗效果也比原来有所提高,部分患者可以带瘤生存。

十四、在疾病确诊后,肺癌患者住院前有哪些检查

很多在胸外科住院做手术的患者,会对手术前做的各种检查有很大疑问。其实,无论做什么手术,术前检查的目的不外乎适不适合做手术和能不能承受手术。

1. 适不适合做手术

(1)胸部 CT 检查:肺癌患者首选的检查方法。

(2)支气管镜检查:通过支气管镜可直接观察

到病变,能够全面了解气管及支气管等大气道的腔内情况,对于肺手术方式的选择至关重要。

（3）肺癌肿瘤标志物:对诊断有一定的辅助作用。

（4）CT引导下穿刺活检:对于一些高风险的手术患者,则需要在术前穿刺确诊。

（5）痰液的检查:中央型肺癌患者在痰液中可找到脱落的癌细胞,从而确定诊断。

（6）腹部B超及CT:可明确肺癌有无腹部转移。

（7）头颅核磁:可以发现无症状的脑转移患者。

（8）骨扫描:骨是肺癌常见的转移部位,骨同位素扫描可发现有无骨转移。

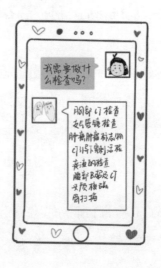

（9）全身PET-CT检查：一种全身的影像检查，图像相对更清晰，但检查费用高。

2. 能不能承受手术

（1）血常规、生化、凝血、感染筛查：术前常规检查，判断患者手术适应情况。

（2）尿常规：是否有尿路感染、肾病、评估糖尿病的程度。

（3）血型、交叉配血：万一手术大出血需要紧急输血，提前做同型配血是为了给手术保驾护航。

（4）心功能：心电图，深入的检查包括Holter（24小时动态心电图监测）、心脏超声（也叫超声心动）等。

（5）肺功能：对肺的功能进行检测。有时需要进行动脉血气分析，对肺功能进行判断。肺癌手术要切除部分肺叶，对肺功能的影响很大，因此，肺功能检查极其重要。深入的检查包括肺通气灌注显像等。

（6）血栓的筛查：有时为了排除高危人群血栓栓塞的风险，需要做双下肢静脉超声。

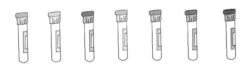

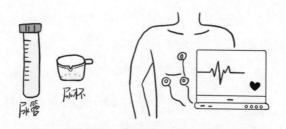

十五、支气管镜检查注意事项有哪些

1. 检查前注意

（1）要进行血化验，包括传染病指标检查、凝血功能检测、血常规检测。

（2）要求有胸部的 CT 影像片，以便于在检查时提示病灶的位置。

（3）要求患者禁食、禁水 4～8 小时，以避免在检查时胃里的食物呛入气管内。

（4）支气管镜检查前，医生会给一些利多卡因类麻醉的药物以减少检查时的不适。

2. 检查中注意

患者要配合医生，检查时要精神放松，多做深呼吸。

3. 检查后注意

做支气管镜检查后，一般要过 2～3 小时再进食

（因为在检查时咽喉部已经麻醉了，要等到麻药劲过后再进食，否则非常容易将食物呛到气管里）；在做支气管镜后要注意是否有咯血，如果有几口血痰属于正常情况，如果有整口的鲜血，尤其有连续的鲜血，要非常警惕，建议赶紧就诊密切观察。

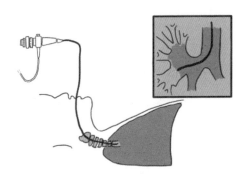

十六、睡一觉就做完手术了？肺部手术是不是全身麻醉

1. 常见的麻醉方法有哪些

主要的麻醉方法有三种：全身麻醉（简称"全麻"）、局部麻醉（简称"局麻"）和椎管内麻醉。每一种麻醉还有许多不同的形式和操作方法，麻醉医生会根据手术方式和患者自身状况选择最佳的麻醉方法。

2. 通常所说的"全麻""半麻"指的是什么

"全麻"即全身麻醉,医生将麻醉药物经静脉注入患者的体内,使患者在手术中完全失去知觉和痛觉,在患者进入睡眠状态后插入气管插管,吸入麻醉气体,并帮助患者呼吸。

"半麻"包括硬膜外麻醉、腰麻(蛛网膜下腔麻醉)和腰硬联合麻醉。"半麻"下患者是清醒的,如果患者希望睡着,也可以给予镇静剂。

3. 肺结节手术是不是需要全身麻醉

关于肺结节手术,绝大多数选择的是静脉麻醉,是全身麻醉方式。

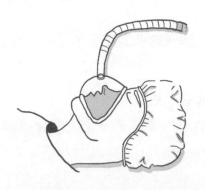

十七、小切口解决大问题,走近肺微创手术

目前肺癌的微创手术治疗方法主要是胸腔镜手

术,全称为"电视胸腔镜手术"。通过在胸壁上打2～3个小孔放入摄像头和各种手术器械,把胸腔内的情况投影到电视屏幕上,医生看着屏幕做手术。

肺胸腔镜手术的好处有很多,包括:没有传统的手术那么大的切口,所以手术后疼痛明显减轻;手术恢复快;并发症发生率明显下降;住院时间短;由于胸壁的肌肉没有被切断,所以手术创伤相对较小,容易耐受辅助治疗。

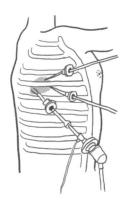

十八、肺微创手术和开胸手术,听我细细说区别

1. 什么是开胸手术

开胸手术是指打开胸腔或者胸腔中间的纵隔部分,进行心肺手术。开胸手术是一种传统的胸部手术方法,手术切口较大,常常在手术后较长时间内仍会感到伤口部位疼痛。

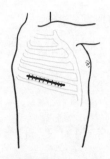

传统开胸手术伤口

2. 什么是微创手术

从广义的角度来讲，所有减少手术创伤、缩短住院时间、促进快速康复、利于机体功能恢复或锻炼，甚至减少住院费用等都可以算是微创。但在临床上，狭义的肺微创手术，主要是指手术切口的缩小，对胸壁损伤的减少，以及由此带来的住院时间缩短。

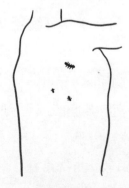

微创手术伤口

3. 不同指标对比

手术及恢复指标比较

指标	传统开胸手术	胸腔镜手术
手术时间/分	★★★	★★★
术中出血量/mL	★★★★	★★
术后疼痛评分	★★★★	★★
术后引流量/mL	★★★	★★
术后引流时间/d	★★	★
术后住院时间/d		
复发及一年生存率	★★★	★★★

并发症发生率比较

指标	传统开胸手术	胸腔镜手术
切口感染	★★★★	★
肺部感染	★★★	★★
心律失常	★★★	★
肺不张	★★	★
肺漏气	★★	★
并发症发生率	★★★	★★

注：根据文献大致对比，仅供参考。

4.在传统开胸手术和胸腔镜手术之间究竟如何选择

手术方式主要根据病变位置决定,胸腔镜与传统开胸手术相比,安全性、有效性、复发率和生存率无显著差异,但其具有创伤小、恢复快、不良反应发生率低等优点;传统手术具有视野好、便于手术操作的优势。

有人可能会有疑问,那就选胸腔镜手术不就好了?温馨提醒:不要盲目地一味选择胸腔镜手术,应与主治医生积极充分沟通,选择最适合自己的手术方式。

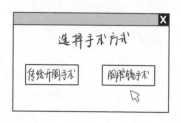

十九、患有多个肺结节,手术治疗何去何从

多发肺结节在临床上比较常见,如果都考虑良性结节一般选择继续随访观察;如果只有其中某一个结节怀疑恶性的,则要考虑切除这一个恶性肿瘤。

如果肺内多发结节都考虑是恶性的肿瘤,要怎么处理呢?是否可以一次性手术都切除呢?

这是相对复杂的问题,对于患者来说当然是希望一次性解决所有的问题,一是可以避免二次手术的痛苦,二是可以避免剩余恶性结节进展的风险。

实际上,在临床工作当中医生也会尽量一次性解决所有结节,但并不是所有的结节都可以一次性手术处理的,其中需要权衡多发结节的分布位置、大小、性质,患者的年龄、肺功能等情况。一般遵循几个原则,按次序分为如下三个。

第一,安全原则:保证安全的前提下尽量切除更多的结节。

第二,彻底原则:尽量达到根治的效果,不能为了一次性切除所有结节而采取姑息性的治疗。

第三,尽量更多地保护患者肺功能,也就是更少地切除肺组织。

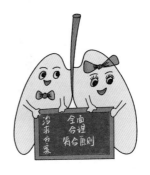

二十、肺结节良性、恶性如何知晓

肺结节良、恶性的鉴别，临床上除参考患者病史、个人史、家族史外，主要依据影像学的信息，包括肺结节的位置、大小、密度、形态、边缘情况、生长速度、血管移动穿行征等一系列情况，结合是否为肺癌的高危人群作出综合判断。

值得强调的是：组织病理学诊断是鉴别肺结节良、恶性的金标准。肺部手术将病灶切除后，切掉的标本会进行病理学检查，以明确肺结节的性质。

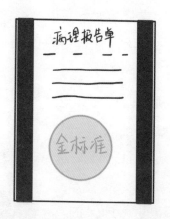

第二章

入院的那些事儿

第一节 既往史

一、以前得过什么疾病与这次住院有关系吗

人体是非常复杂且存在相互联系的,如果之前做过手术,这次疾病可能与上次有关也可能无关,这需要医生用专业知识去判断。例如之前做过胃癌手术,现在肺发现结节,就需要判断是原发的还是转移的。再比如,原来得过慢性阻塞性肺疾病,这次要做肺的手术,那肺功能就是术前很重要的评估项目,并且术中、术后都有与其他人不同的注意要点。因此之前得过的疾病也应详细告知医生,以便此次就医更安全有效。

入院评估

疾病史: □高血压 □糖尿病

治疗史: □化疗 □手术

用药史:
降糖药: 二甲双胍
降压药: 拜新同

过敏史: □无 □有

二、和曾用名一样重要的是曾做过的治疗

询问治疗史是为了获取患者目前情况的相关数据，为后续诊疗打下基础，与患者交流、协商，共同制订全面、合理、符合原则的治疗方案。

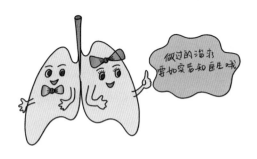

三、芒果、磺胺药、抗生素等食物和药物过敏都要让医生知道吗

过敏反应是机体对致敏原作出的异常反应。主要表现为皮肤泛红、皮疹丘疹、头晕恶心、呼吸急促等，严重者可呼吸困难、喉头水肿、休克等。

对于手术来说，一旦发生意外，抢救不及时，危险系数是极高的。因此，一定要详细告知医生过敏史，以便医生选择合适的药物和治疗方案，尽量避免发生意外。

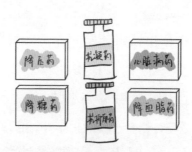

药物过敏标识

姓名：张三　　码：03
过敏药物：青霉素

四、患有慢性病、吃多种药,需要都告诉医生吗

有必要。虽然每种药都有不同的作用,但是医生会根据服药情况了解到疾病的进展程度,以及后续开药时要考虑是否与之前服用的药物存在配伍禁忌,有些药物甚至会影响手术安全。同时,每种药也都会有不同的副作用,在治疗疾病过程中出现症状也要考虑到与之前服用的药物是否有关。

五、术前为什么不能吃抗凝药

抗凝药物会增加术中出血和出血并发症的风

险，因此需要在停用此药数天后，医生会再视实际情况考虑是否使用低分子量肝素等代替原口服抗凝剂，来预防血栓。

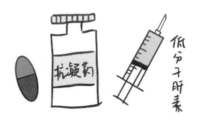

六、巧遇"姨妈"到访，还能做手术吗

最好不要做手术。月经期间女性身体分泌较多抗凝物质，容易导致术中出血增多，从而导致失血过多，对身体及术后恢复都不利。另外月经期间抵抗力和免疫力均处于低下状态，术后感染风险增加。因此除急诊抢救外，不建议在经期做手术。

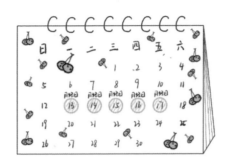

第二节 营养状况

一、营养好不好，评估瞧一瞧

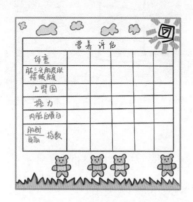

营养评估主要采用体格测量与生化指标测定相结合的方法来了解人体的营养状况。通过测量患者的身高、体重、肱三头肌皮褶厚度（triceps skinfold thickness，TSF）、身体质量指数（body mass index，BMI）、握力测定、上臂围、内脏白蛋白、肌酐／身高指数、氮平衡实验及周围血液总淋巴细胞计数等免疫指标来了解患者的营养状况。比较常用的有以下两种：

（1）体重变化可直接反映营养状态，但应排除脱水或水肿等影响因素。标准体重与性别、身高及体形有关，可用以下公式推算

① 计算公式为：女性标准体重（kg）=（身高 -70）×0.6；男性标准体重（kg）=（身高 -100）×0.9

② 意义：根据实际体重与标准体重比值评定营养状态。轻度营养不良比值在 80%～90%，中度营养不良比值在 70%～80%，重度营养不良比值低于70%。

（2）BMI，简称"体重指数"

① 计算公式：BMI= 体重（千克）÷身高（米）^{2}

② 意义：正常范围为 18.5～24kg/m^2；小于18.5kg/m^2 为营养不良，25～30kg/m^2 为超重，大于30kg/m^2 为肥胖。

二、身体胖就是身体健康吗

不是，胖是指一定程度的明显超重与脂肪层过厚，是体内脂肪尤其是甘油三酯积聚过多而导致的一种状态。胖并不是指单纯的体重增加，而是指体内脂肪组织积蓄过剩所呈现出的一种状态。从某

种意义上说,肥胖是由于食物摄入过多或机体代谢的改变而导致体内脂肪积聚过多造成体重过度增长,从而引起人体病理、生理改变。调查显示,中国人的主要营养问题均归结于营养过剩和营养缺乏这两大原因,而肥胖问题更是位于十大营养问题之首。

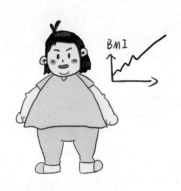

三、术前"进补"有必要吗

手术前应该积极进行营养不良的风险筛查和评估,然后根据结果以及具体情况调理饮食,对于没有出现营养不良的患者正常饮食即可,可以适当多吃高热量、高蛋白、高维生素的食物,并不需要做一些特殊的营养护理和治疗。

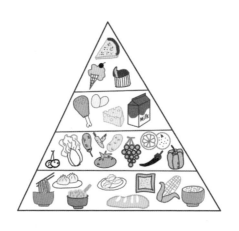

第三节　生活习惯

一、谈谈术前戒烟的必要性

由于吸烟会增加支气管黏液分泌,增加血液中的碳氧血红蛋白,降低支气管纤毛运动的能力,增加术后呼吸道并发症的发生率,所以长期大量吸烟患者术后易并发肺部感染。戒烟对肺肿物手术预后的影响存在时间依赖性,及早戒烟能有效抑制细胞和炎症细胞因子的释放,减轻气道的损伤,从而降低

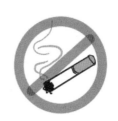

术后并发症的风险。且戒烟时间越长，上述功能恢复效果越好。

二、借酒浇愁，"愁更愁"

大量饮酒会诱发肝脏、胰腺和神经系统疾病。此外，还会影响心功能、免疫功能和凝血功能，产生代谢性应激反应，并导致肌肉功能不良，影响肝脏对常用药物的代谢，另外长期大量饮酒会加重全麻手术患者术后早期认知功能的损害。还有一些研究表明，饮酒与术后并发症增加息息相关。因此，术前戒酒的措施必须彻底执行，这样才能有效地减少术后并发症。

第三章

术前准备那些事儿

第一节　术前检查

为什么要术前抽血

术前抽血包括血常规、凝血功能、血生化、配血等项目,目的为及时纠正异常代谢,预防出血或血栓,指导术后用药及预防传染病传播等。

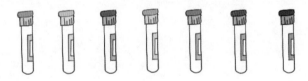

第二节　呼吸道准备

一、咳咳咳，咳嗽还有对与错

咳嗽是一种保护性的反射动作,咳嗽能将呼吸道内分泌物排出体外,防止分泌物堆积形成深部痰痂。全麻插管术后患者,由于气管内插管使分泌物增加,以及使用麻醉药造成呼吸肌麻痹,致使支气管纤毛运动受限，分泌物逐渐黏稠，潴留在气道内不易排出，如不及时咳出易引发各种并发症。所以，有效咳嗽、咳痰是预防术后并发症的有效措施。通过有效咳嗽，可以将呼吸道分泌物及时排出体外，以防形成痰痂阻塞气道或造成其他并发症。

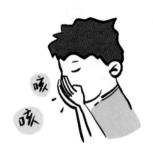

二、腹式呼吸练起来

腹式呼吸是用鼻子吸气，用嘴巴呼气的一个过程。吸气时腹部慢慢鼓起，要深长而缓慢地吸气，越慢越好，嘴巴要闭紧，胸部不动，可将手放于肚脐下方，感受腹部鼓起。吸气末停1～2秒。呼气时缩唇（呈吹蜡烛状）让气体从吹蜡烛状的口唇中缓慢呼出，呼吸比例为吸气∶呼气＝1∶2，尽量做到深吸慢呼，缩唇程度以呼气不感到费力为宜。

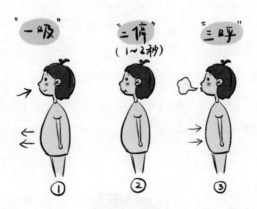

"一吸"　　"二停"（1~2秒）　　"三呼"

① ② ③

正确的呼吸功能锻炼能够改善患者术后肺功能，呼吸功能训练还能让患者掌握有效咳嗽、咳痰方法，有效地清理呼吸道分泌物，促进气体、液体排出，减少肺部并发症，缩短胸管留置时间，加速患者康复。

第三节　胃肠道准备

一、手术后"偷吃"有风险

肺部手术当天暂时不让进食，通常会对您进行静脉补液来提供营养。

不让进食是为了避免您胃里的食物出现反流或

者呕吐的情况。由于肺癌手术是需要在全麻状态下进行的，若反流的胃容物误吸到气管中会引起吸入性肺炎，甚至窒息危险。

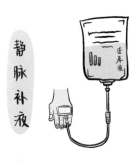

二、术前大便通畅，术后一身轻松

粪便在肠内停留超过 3 天就容易干结，导致毒素在肠道内堆积，造成排便困难。加之患者术后进食减少，易导致营养摄入不足、伤口愈合缓慢，增加住院天数及家庭经济负担。所以术前保持大便通畅非常重要。

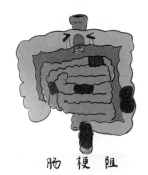

肠 梗 阻

三、床上大小便还要练习吗

手术患者当天卧床，不方便下地活动，需要在床上大小便。患者由于不适应床上排便，易造成排便困难。所以，手术前1日应备好便盆或尿壶，提前在床上练习排尿、排便，以避免手术后排尿、排便困难。

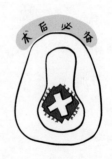

四、为什么术前要注意预防感冒

如果手术前有感冒症状，如：流涕、咳嗽、发热（体温 ≥ 38℃），或者胸片显示患有肺炎，这些情况均需要第一时间告知医生，避免感冒病症增加其自身的气道反应，增加手术麻醉风险。所以术前一段时间需要注意保暖，防止感冒。

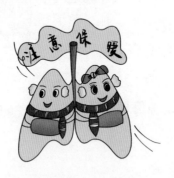

第四章

术后护理那些事儿

第一节　病情观察

一、手术后，身旁为什么要放一个"小电视"

手术通常会对患者机体功能造成不同程度损伤，使各项生命体征出现波动，导致血压、心率、血氧饱和度等指标出现异常。所以手术后进行心电监护，有助于医护人员观察病情变化，当出现异常情况时，能够及时给予相应措施。

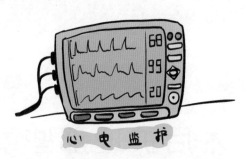

二、手术后氧流量开得越大越好吗

由于患者麻醉后自主呼吸功能被抑制，术后呼吸功能会相对减弱，因此需要吸氧。但吸氧流量并不是越大越好，氧流量过大会导致呼吸道干燥，甚至呼吸抑制,严重会导致氧中毒等。肺癌术后通常采取持续低流量吸氧(1~3L/min),这种吸氧浓度能够维持患者基本生命体征,改善呼吸功能,防止缺氧。

如果发生严重呼吸衰竭,需要加大氧流量,可以调节在 3~5L/min,使血氧饱和度在 90% 以上,避免低氧血症发生。所以,氧流量要根据患者的具体病情来定。

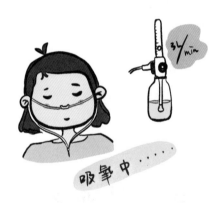

三、手术后感到憋气了,怎么办

肺部手术后,由于呼吸面积减少、肺功能及机体活动耐力下降,加之手术创伤及引流管的影响,使患者深呼吸、咳嗽、排痰能力受到限制。手术后胸廓受损、卧位改变以及疼痛会造成呼吸功能不全，从而导致缺氧出现憋气。

如果发生憋气的现象，要及时吸氧，并做缩唇呼吸，患者闭嘴经鼻吸气，然后通过缩唇缓慢呼气，能够有效改善缺氧和二氧化碳潴留，减轻呼吸肌压力，缓解憋气。

第二节 术后体位

一、手术后为什么要平躺

手术后患者尚未清醒前，给予去枕平卧位，头偏向一侧，以免呕吐物、分泌物吸入而窒息，或并发吸入性肺炎、术后头痛、呼吸道梗阻等。

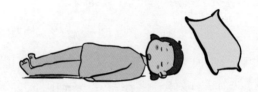

去枕平卧位

二、手术后怎么躺着合适

手术后患者完全清醒，生命体征平稳后，可给予床头抬高30°～45°卧位。这样可使膈肌下降、肺活量增加，有利于痰液排出，减少肺部感染及肺不张的发生，减轻伤口张力及疼痛，提高血氧饱和度，增加舒适度，还有利于胸腔引流管的引流。

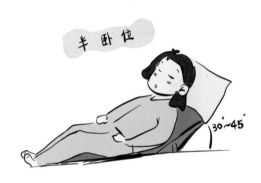

第三节　呼吸道

一、"吞云吐雾"——带您走近雾化吸入

1. 什么是雾化吸入

雾化吸入是一种胸外科常见的治疗方法，利

用墙壁空气压缩泵,使药液形成雾状,悬浮在气体中,经鼻或口由呼吸道吸入,治疗呼吸道感染,消除炎症,湿化气道,稀释痰液,消除支气管痉挛,改善患者的通气功能,起到局部治疗及全身治疗的目的。

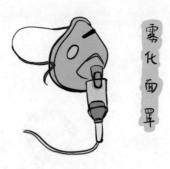

雾化面罩

2. 做雾化时要注意什么

(1)雾化吸入前:前 30 分钟请勿饮食,避免雾化时气雾刺激咽喉部引起恶心、呕吐。

清除口鼻分泌物及痰液，保持气道通畅，有利于雾化药物顺利到达下呼吸道，使药物作用得到充分发挥。

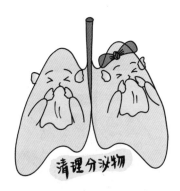

清理分泌物

面部请保持清洁，切勿涂抹油性面霜，避免药物吸附于面部，造成药液浪费。

脸部清洁

（2）雾化吸入时：采用半卧位或坐位，如出现恶心等不适时，应做深呼吸，如症状不缓解，并出现呼吸困难、发绀、心率加快、频繁刺激性咳嗽，应立即停止雾化吸入，并通知医务人员。

（3）雾化吸入后：及时漱口，清洁面部。避免药物残留于口腔及面部，引起口腔真菌感染和面部皮肤损伤。

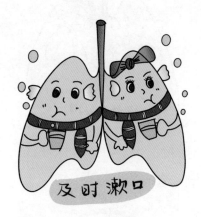

及时漱口

二、手术后需要用力咳嗽吗

由于手术方式不同，对于术后某些患者，医生会根据具体情况指导如何咳嗽。因为一味地用力咳嗽，会引起术后肺漏气。

通常会根据手术方式给予相应的咳痰建议，在做完雾化吸入后咳痰效果会更好。

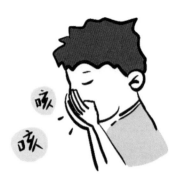

三、手术后"护肤"——不容小觑

1. 定时翻身,避免拖、拉、拽,避免局部组织长期受压,预防皮肤压力性损伤。

2. 加强营养,补充高蛋白食物。

3. 加强个人卫生护理,保持皮肤局部干燥,床单清洁、干燥、平整、无渣屑。

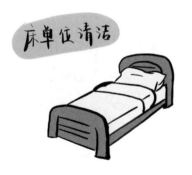

4.术后发生局部受压皮肤发红时,立即解除压力,避免按摩。不要使用环状物作为减压装置,有可能引起压力性损伤。

第四节　术后疼痛

一、手术后疼痛就说出来

注意,要是感到疼痛就说出来,寻求医护人员帮助,无须忍痛。因疼痛而导致睡眠质量差,会引起精神焦虑,影响内分泌、消化等系统;因疼痛而不敢咳嗽,可能引起肺部感染;因疼痛而不下地活动,会增加静脉血栓形成的概率。所以,术后不要忍痛!

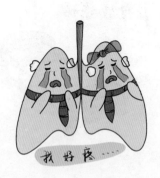

二、让人读懂您的痛

您可以使用"NRS疼痛数字评价量表"对疼痛进行描述,这样用阿拉伯数字就能说出您有多疼了,让人读懂您的痛。

评价量表从0~10,共11个数字表示从无痛到最严重的疼痛,由患者本人根据自己的感觉圈出一个数字,表示患者目前的疼痛程度。数字越大,表明患者疼痛程度越严重。

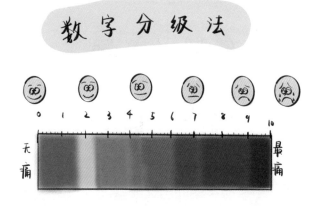

如图所示,0分表示无痛;1~3分表示轻度疼痛,不影响患者的睡眠;4~6分表示中度疼痛,会一定程度上影响患者入眠;7~10分表示重度疼痛,患者无法入眠。

三、如何应对疼痛

1. 使用自控型镇痛泵。

2. 静脉输注止痛药物。

3. 口服止痛药。

4. 肌肉注射吗啡等。

5. 减轻伤口张力方法，如咳嗽时按压患侧胸壁。

6. 放松、分散注意力方法，如听音乐、看书等。

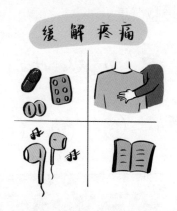

四、用止痛泵期间出现哪些问题应该注意

止痛泵是麻醉师术后为患者留置的止痛装置。如果出现下面这些问题应该注意。

1. 感觉有睡意，这是正常的，如果感到呼吸不畅或困难，血压有明显下降，立即告知医护人员。

2. 如出现恶心、呕吐、皮肤瘙痒，可能与镇痛药物的副作用有关，可暂时关闭止痛泵以观察症状有无改善。

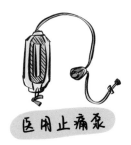

医用止痛泵

五、使用止痛泵会成瘾吗

不会成瘾。止痛泵是短期连续用药，而且剂量和用法有严格的规定，麻醉师根据患者的不同情况配置个体化镇痛药，用于术后 24～72 小时，使用时间短，成瘾的可能性极小。

第五节　引流管路

一、时刻以"管"为重

1. 床上活动

翻身时注意保护管道，避免牵拉、受压、折叠。

2. 下地活动

禁止手提引流管及连接管，胸瓶需要水平放置，低于引流管胸腔出口平面 60～100 厘米，禁止倾斜、打翻，当陪护人员提胸瓶时要注意两人行走的距离及高度，避免牵拉管路。

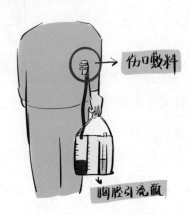

二、胸管不慎脱出来，先别慌，教您应对技巧

1. 胸管连接处脱开

立即反折仍保留在胸部的剩余胸管，再行呼救。

2. 胸管根部脱出

立即用手捂住或捏闭脱管处的伤口，再行呼救。

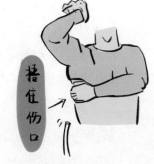

3. 注意事项

绝不可以将脱出的胸

腔引流管再插入胸腔内，避免造成污染或损伤。

第六节　饮食

一、手术后，能否来个大补

术后要少量多次、循序渐进恢复饮食，不要盲目进行大补。从流食向半流食、再向软食，直至普通膳食逐步过渡。

开始可以进食米汤、面糊、蛋羹、藕粉、菜泥、稠粥等富含营养且比较细、软、烂的食物，再补充些优质蛋白，如鱼肉、鸡肉等。还应适量吃些新鲜的水果和蔬菜，补充身体所需的各种维生素和纤维素，防止便秘的发生。

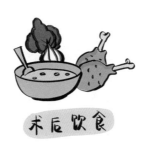

术后饮食

二、术后吃的有门道

手术后前几天需注意：

1. 不能吃含油脂过多的食物，如油腻的饭菜、肉类、坚果类等。

2. 不吃容易产气的食物，如牛奶、豆浆等。

3. 不吃腐烂变质、烟熏、辛辣刺激的食物及含有亚硝酸盐的腌制食物。

4. 细嚼慢咽，防止误吸。如患有糖尿病，应进食糖尿病饮食。

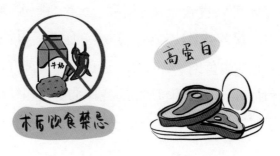

第七节 手术后活动

一、术后别犯懒，早早活动，好处多多

1. 在病情允许下，术后早期活动可增加患者的

肺活量，有利于痰液的排出，亦可使积血、积气、积液通过引流管排出，促进肺扩张，减少肺炎、肺不张的发生。

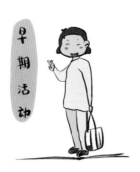

2. 促进血液循环，预防深静脉血栓形成，避免肌肉萎缩。

3. 促进胃肠蠕动和排气，增进食欲，减轻腹胀和便秘。

4. 促进膀胱功能恢复，避免排尿困难。

二、术后卧床运动操，学起来

1. 上肢

握拳，伸屈五指，屈肘运动。

2. 下肢

双下肢轮流屈伸、抬高；膝盖弯曲，双足蹬床使臀部抬高；双下肢轮流抬高，脚部做环形运动；双下肢抬高，模拟空中蹬自行车等。

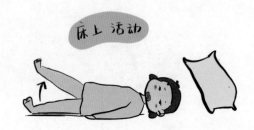

床上活动

第五章

出院居家那些事儿

第一节 戒烟与戒酒

一、知道这些危害，您还敢吸烟吗

吸烟有害健康，吸烟越早，危害越大。烟草含有成瘾物质尼古丁、烟焦油等众多致癌物质，对人体的呼吸道、心血管、胃肠道、神经系统及肝、肾等器官都有不同程度的损害。研究表明，所有癌症的死亡约 30% 归因于烟草制品的使用，吸烟者比不吸烟者的死亡率高出 70%，平均寿命短 10～20 年，每吸一支烟人的寿命缩短 6 分钟。

二、别发愁，戒烟方法这里有

认识到吸烟的危害后，可以通过制订可行的戒烟计划，将无意识吸烟变成有意识吸烟，如列出表格，逐渐减少每天吸烟数量，由家人监督执行。此外，要控制好环境：扔掉吸烟用具，降低吸烟者的"条件反射"。

当戒烟过程中出现不适时，可通过冥想、深呼吸、多食瓜果、多饮水等转移注意力。还应配以适当的文体活动，如散步、下棋、做操等，同时注意清淡饮食。

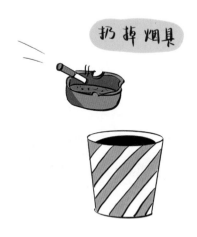

扔掉烟具

三、复吸了别自责，大家一起帮助您

复吸是戒烟过程中十分普遍的现象，据统计，戒烟人群中复吸的发生率高达 90% 以上，工作生活压力大、社交应酬、烟瘾发作是导致复吸的最常见原因。

要想戒烟成功不仅需要个人毅力，还需要家人、朋友、社会的帮助。复吸后不要过度自责，分析导致复吸的原因，并制订新的戒烟计划，由家人监督，树立起信心。

也可拨打全国戒烟热线电话："12320"和"400-888-5531"寻求帮助。

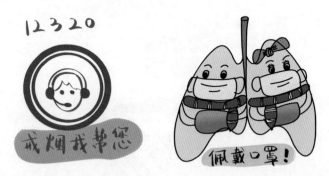

四、如何远离生活中的二手烟

1.远离吸烟的人群，尽量少到人多的地方。

2.在人多的地方做好个人防护，戴好口罩。

3.在经常有人吸烟的环境周围摆放一些植物，让植物消散、吸收一定的二手烟。

4.在日常生活中，要多吃蔬菜、水果，以增加抵抗力，加快吸入的二手烟代谢、消散，减少对人体的影响。

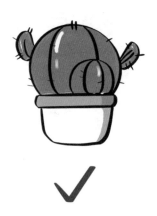

五、不试试，怎么知道戒不了酒呢

要想戒酒，首先要了解酒精依赖的原因，认识到饮酒的各种危害。其次,掌握应对压力的方法,以减少饮酒行为,主动去室外运动、散心,培养其他方面的爱好,劳逸结合、合理膳食,减轻戒酒期间的烦躁、苦闷情绪。

此外,家人要帮助患者建立戒酒的信心,制订戒酒计划,严格限制每周饮酒量,循序渐进,逐渐减少饮酒次数和饮酒量,直至完全戒酒。

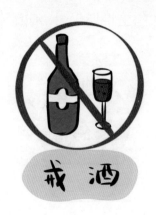

第二节 复诊

一、出院后为什么要定期复诊呢

不论是早期还是中、晚期肺癌患者均存在手术之后复发和转移的可能，所以，肺癌手术之后的定期复诊是非常重要的。

复查的目的主要在于监测病情的变化，能够早期发现肿瘤复发、转移的迹象。

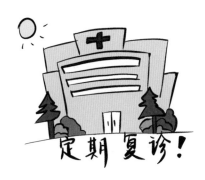

二、复诊时主要检查哪些项目

医生会根据病情进行检查和化验，如体格检查，胸部 CT、血液检查（包括血常规、肝肾功能及肿瘤标志物）等。必要时需要进一步行头颅磁共振成像（magnetic resonance imaging，MRI）、腹部 B 超、骨扫描、正电子发射断层显像（positron emission tomography/CT，PET/CT）等。

通常术后 1 个月或 3 个月第一次复查，之后根据患者症状、检查结果等病情变化情况再确定下一次复查时间。

第三节　饮食

一、出院回家之后吃什么

出院回家之后,饮食上需要做到合理膳食、营养均衡。

主要吃易消化、清淡的食物,多以蔬菜为主,多吃蛋白质丰富的食物,如瘦肉、鸡、鸭、鱼、虾、豆制品,保证足够的营养。主食以密度较低、饱腹感较强的五谷杂粮为主,可以食用一些补气、润燥的食物,如大枣、山药、小米、莲子、百合、银耳、梨等。

烹饪的方式可以选择清蒸、炖、烩、煮等方式,一定要少油。

并且要控制好一次的饮食量,遵循少量多餐的原则。

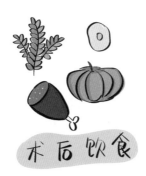

二、居家饮食有哪些忌口

1.忌烟、酒。

2.忌油煎、烧烤等热性食物。

3.忌辛辣刺激性食物：姜、花椒、辣椒等。

4.忌油腻的食物。

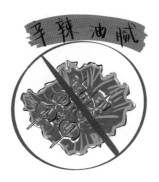

肺癌患者的饮食宜忌因个体的症状、体质与治

疗方法的不同而异，因此不能盲目地大补和忌食，要参考医生的意见。

三、发物影响伤口愈合吗

传统中医把羊肉、海鲜等食物称为发物，术后忌食发物的说法在民间广为流传。很多人认为，这些发物会影响伤口愈合。事实上，这种说法并没有充足的科学依据。

伤口愈合的过程比较复杂，受多种因素影响，大概可分为内因和外因两大方面。内因主要是患者的身体状况，如果患者本身营养不良、免疫力低，或患有某些代谢性疾病，如糖尿病，就会影响伤口的愈合速度。而外因则包括更多，其中以由病原体等引起的感染对伤口愈合的影响最大。

但是，往往海鲜、牛羊肉等被认为"发物"的食物能提供优质蛋白，有助于伤口愈合。因此，除本身对这些食物过敏等情况外，对于所谓的"发物"，请放心大胆地吃吧。

第四节　疼痛

一、出了院伤口还疼，对劲儿吗

肺部术后疼痛是常见的反应之一，不必过于紧张。出院居家时的表现可能为伤口的疼痛、手术侧胸壁的疼痛，甚至放射至腹部、腰部等。疼痛可能持续数月甚至 1 年。如果较为严重，可以遵医嘱口服止痛药来缓解。

二、出了院伤口疼怎么办

出院后可遵医嘱口服药物镇痛。如出院后仍伴有内脏痛的中度术后疼痛，可选择复合阿片类制剂如氨酚羟考酮片等；伴有咳嗽或呼吸依赖性的轻、中度疼痛可选择口服氨氢双酚可待因片或氨酚曲马多片等，随着疼痛的减轻，或可再换成非甾体消炎药如塞来昔布胶囊、美洛昔康片等。

但需注意：长期用药时应观察用药后不良反应，如恶心、呕吐、便秘、瘙痒、镇静、呼吸抑制等；

定期到门诊随访复查,进行面对面疼痛评估,根据随访结果制订或修改镇痛方案;必要时联合非药物治疗,如冷疗、针灸、按摩、认知行为疗法、经皮神经电刺激等。

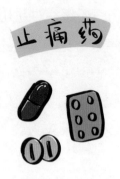

第五节　活动

一、肺功能恢复的方法,跟我学

我们可以在家做什么促进肺功能的训练呢?

1.腹式呼吸 + 缩唇呼吸

全身自然放松,体位可以选择坐位、平卧位或半卧位,用鼻子吸气,吸气时肚子鼓起来,深吸气到不能再吸后呼气,呼气时嘴唇缩成吹蜡烛状慢慢吐气,肚子自然放松。每次 5～10 分钟,每天 3～5 次,吸呼时间比为 1∶2,频率保持每分钟 6～8 次。

2. **有效咳嗽**

咳嗽时先深吸一口气,然后屏住呼吸两秒后放开声门咳嗽。

3. **吹气球**

选择合适的气球,用嘴含住气球,闭口并最大化经鼻吸气,屏气 1～2 秒后使用口唇将肺内气体吹入气球,感觉全部吹尽为止,间隔 3 分钟吹气 1 次,每天 5 次。

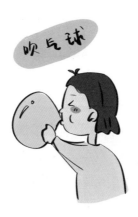

二、居家上肢锻炼安排上

1. 吸气时双臂上举、前伸和外展扩胸等锻炼,呼气时保持双臂自然下垂。

2. 双手垂于身体两侧，并沿身体两侧进行交替上移、下滑动作，上移时吸气，下滑时呼气，反复进行20次。

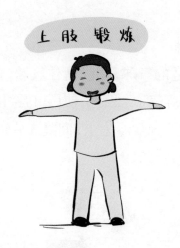

三、锻炼方式要选好，循序渐进最重要

保持正常的生活节奏，起居要有规律，白天可到户外呼吸新鲜空气，适当进行锻炼，如气功、太极拳、散步、骑自行车等有氧健身活动。

但要注意：活动量要循序渐进，避免过于疲劳，活动量以不引起头晕、心慌、心悸、呼吸困难等症状为宜。夜间要保证充足的睡眠，如此动静结合，可加强功能康复。

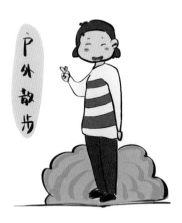

第六节 伤口观察

一、出院时伤口还没拆线怎么办

出院时，您的主管医生会告知您是否需要拆线。如需要拆线，那就按照主管医生医嘱到指定医院拆线即可。

如不需要拆线，出院3～5天后可以自行揭开伤口敷料。

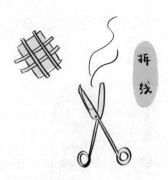

二、带着伤口回家也不用紧张，自己能做什么呢

要观察伤口愈合状况，保持伤口干燥，室内温度调节合适，穿舒适棉质无刺激衣服，保持床单位干燥、整洁，防止汗液浸湿伤口，一般出院无须换药，如果需要伤口定期换药，请预约挂号后按时间到医院换药室完成。

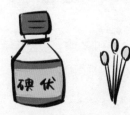

三、出院后多久能洗澡

出院 2 周后，如果伤口愈合良好，没有明显红肿、渗液、化脓等情况，就可以正常洗澡了。但注意一定要等伤口愈合好再洗澡。

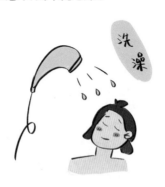

第七节　其他

一、手术做完了，还要不要延续治疗呢

要看术后病理结果，当术后病理分期结果回报后（即结果出来后），医生还会根据病理结果制订后续治疗方案，必要时则需要去肿瘤内科或放疗科就诊。

二、做完手术后复发的可能性大吗

手术虽然切除了病灶，但仍有复发的可能。肿瘤分化程度较低者术后复发率相对较高。而且，肺癌术后复发时，早期可无临床症状，或仅有类似手术后胸闷、气短等症状，所以按时来医院复查是非常必要的。

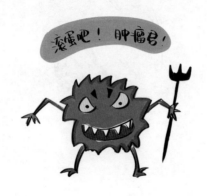